LA DIURÈSE

PAR LE

Bain Carbo-Gazeux naturel et par l'ingestion d'eau

DE LA

SOURCE CÉSAR, de ROYAT

Par le Docteur A. MOUGEOT
(de Royat-les-Bains)
Ancien Interne des Hôpitaux de Paris

Communication faite à la Société d'Hydrologie Médicale de Paris

(*Séance du 15 Avril 1912*)

Accompagnée de 4 graphiques

PARIS
ÉDITIONS DE LA " GAZETTE DES EAUX "
66, Rue de Vaugirard, 66

1912

LA DIURÈSE

PAR LE

Bain Carbo-Gazeux naturel et par l'ingestion d'eau

DE LA

SOURCE CÉSAR, de ROYAT

Par le Docteur A. MOUGEOT

(de Royat-les-Bains)

Ancien Interne des Hôpitaux de Paris

Communication faite à la Société d'Hydrologie Médicale de Paris

(Séance du 15 Avril 1912)

Accompagnée de 4 graphiques

PARIS

ÉDITIONS DE LA " GAZETTE DES EAUX "

66, Rue de Vaugirard, 66

1912

Action rénale du Bain Carbo-Gazeux

Par M. MOUGEOT (de Royat-les-Bains)

ancien interne des Hôpitaux de Paris

De très importants fort intéressants travaux ont été consacrés, à l'étranger, à l'étude de l'action circulatoire du bain carbo-gazeux, tant au point de vue physiologique chez l'homme sain que thérapeutique dans les troubles organiques ou fonctionnels, les troubles circulatoires pulmonaires ou périphériques, l'hypertension artérielle, l'artério-sclérose, etc. Rappeler les noms de Senator et Frankenhauser, W. Broadbent, Satterwailhe, Ottfried Müller, Winternitz, Wybauw, Pletnew, Strasburger, Romberg, Sittmann, Goldscheider, c'est citer une série d'éminents professeurs, cliniciens et physiologistes. A me mettre au courant de leurs travaux, je me suis aperçu qu'ils avaient négligé d'insister suffisamment sur un des côtés les plus importants de cette question, c'est l'action rénale du bain carbo-gazeux, à laquelle j'ai consacré plusieurs publications (1).

Pour la clarté du présent article d'ensemble, nous envisa-

---

(1) A. Mougeot. — I. — Diurèse de cure par les bains carbo-gazeux à T° indifférente de Royat chez les présciéreux et artério-scléreux, la déchloruration spontanée et consécutive.

II. — Diurèse comparée de l'eau et des chlorures chez l'homme sain sous l'influence des bains carbo-gazeux.

III — Du mécanisme physiologique de la diurèse produite par le bain carbo-gazeux chez les sujets sains et hypertendus. *XII° Congrès Français de Médecine*, Lyon 22-25 octobre 1911.

Sur les modifications de la nutrition par le bain carbo gazeux naturel de Royat chez l'homme sain. *Société de Biologie*, 23 juin 1906, p. 1074.

A. Mougeot et Gabriel Perrin. — Action des bains carbo-gazeux de Royat sur la toxicité urinaire. *II° Congrès internat. de Physicothérapie*, Rome, oct. 1907, et in *Tribune médicale*, 21 déc. 1907.

gerons successivement les faits observés au point de vue : volume, chlorures, toxicité, perméabilité au bleu, et taux des composés azotés, en essayant toujours de distinguer l'effet immédiat d'un bain, observé par exemple dans les 3 heures qui suivent le début du bain, et l'effet global, ou tardif ou secondaire qui porte sur la diurèse des 24 heures, lors d'une série de bains quotidiens telle que le comporte une cure méthodique.

Diurèse volumétrique, Elimination de l'eau, Densité

Parmi les très nombreux auteurs qui avaient étudié avant moi l'action thérapeutique du bain artificiel, Hensen (1) avait été à peu près le seul à bien noter l'action diurétique immédiate. Il constate que pour une diurèse de 125 cm. en trois heures, en moyenne, le bain fait passer le volume émis à 230 cmc. pour la même période, soit une augmentation de 80 o/o. En même temps, la densité passe de 1025 à 1012.

L'augmentation de la diurèse des 24 heures par le bain artificiel avait été signalée par Heinemann, Jakimoff, Battistini et Rovere.

Nos malades d'hôpital en hyposystolie nous ont donné une moyenne de 250 cmc. d'augmentation (2).

L'augmentation du volume des 24 heures des bains de Royat a été bien nettement déterminée par Bouchinet (3) par des expériences sur l'homme sain. Il constata une augmentation de 150 cmc. sous l'influence des bains faibles en acide carbonique, soit de 12 o/o par rapport à la moyenne habituelle.

J'ai trouvé chez un homme sain A, que sous l'influence de deux bains par jour, la diurèse moyenne des 24 heures était accrue de 500 cmc., soit de 36 70 et la diurèse des 3 heures de 100 à 250 o/o ; que sous l'influence d'un bain quotidien avec ingestion de 300 gr. d'eau de la source César, le volume

(1) *Deutsche Mediz. Wochenschrift*, 31 août 1899.

(2) A. Mougeot. — Le bain carbo-gazeux, son action physiologique ; son action thérapeutique dans les maladies du cœur. *Thèse de Paris*, 1905.

(3) A. Bouchinet. — Action physiologique des bains et de l'eau de Royat chez l'homme sain. *Médecine moderne*, 1893.

moyen des 24 heures passait de 1960 cmc. à 2375 cmc., et celui des 3 premières heures de 128 cmc. à 435 cmc., soit une augmentation de 415 cmc. ou 21 o/o pour les 24 heures et de 300 cmc. ou 250 o/o pour les 3 premières heures. On peut compter comme moyenne chez l'homme que la diurèse volumétrique atteint en 3 heures matinales 125 cmc. et en 24 heures 1350 cmc., et le bain carbo-gazeux seul, sans ingestion d'eau minérale, augmente la diurèse des 3 heures de 100 o/o et celle des 24 heures de 18 o/o.

Chez un autre individu sain B., je n'ai vu dans les 24 heures qu'une augmentation de 100 cmc. sur une moyenne de 1350, soit 7 o/o ; chose curieuse, cette faible augmentation a néanmoins coïncidé avec une forte augmentation de la toxicité urinaire, phénomène important sur lequel il nous faudra insister plus loin.

Chez les malades de Royat qui, arthritiques âgés, uricémiques, hypertendus, artério-scléreux, ont tous une perméabilité rénale au moins suspecte, et souvent cliniquement diminuée. Laussedat, entre autres, a bien noté l'augmentation du volume des urines, sous l'influence du bain carbo-gazeux, en même temps qu'il signalait l'augmentation de l'urée, de l'acide urique, l'amélioration de la perméabilité rénale explorée par la cryoscopie (méthode de Claude et Balthazard), au cours de la cure.

J'ai voulu préciser en notant des chiffres chez des malades qui étaient de longue date habitués à s'observer et à renseigner exactement leur médecin à ce sujet. En voici quelques-uns chez des malades atteints de lésions évidentes :

I. — Aortite et sclérose rénale, albuminurie.

D. des 24 heures passe de 1200 à 1500-1800 cmc.

II. — Cardio-sclérose avec tachyarythmie.

D. des 24 h. passe de 1 litre à 2 litres.

III. — Hypertension, dyspnée, artério-sclérose généralisée.

Diurèse des 24 heures jusqu'à 2000 cmc.

IV. — Sclerose cardio-rénale, grosse hypertension.

Diurèse des 24 h. + 400 cmc.

D'autre part, chez des sujets présentant des troubles que la clinique faisait ranger sans hésitation dans le cadre des troubles fonctionnels inorganiques, névropathiques, j'ai noté des chiffres d'augmentation de la diurèse des 24 heures de 900 cmc., de 1.000 cmc.

L'augmentation de la diurèse des 3 heures qui suivent le bain matinal et l'ingestion de 300 gr. d'eau minérale est, comme chez l'homme sain, encore beaucoup plus nette que celle des 24 heures, et au hasard des observations, je note : 550 cmc., 375 cmc., 700 cmc., 510 cmc., 480 cmc., 600 cmc., chiffres extrêmement élevés si l'on tient compte d'une part que le volume émis par un homme sain pendant ces 3 heures matinales n'est que de 125 cmc. environ et que ces chiffres ont été notés chez des malades présentant des signes certains de lésions organiques.

En somme, il est surabondamment prouvé par toutes les recherches absolument concordantes que le bain carbo-gazeux tant artificiel que naturel, augmente d'une façon très nette le volume des urines des 24 heures, et encore plus à proportion celui des trois heures qui suivent immédiatement le bain, cela aussi bien chez l'homme sain que chez des malades présentant déjà un certain degré d'insuffisance rénale.

Les augmentations de volume ont été pour le bain de Royat sans ingestion d'eau minérale :

3 heures : homme sain + 100 à 250 o/o.
24 heures : — + 7 à 36 o/o.

Pour le bain de Royat avec ingestion de 300 gr. d'eau minérale :

Chez l'homme sain : 3 h. + 250 o/o.
24 h. + 21 o/o.
Chez mes malades : 3 h. jusqu'à 400 o/o.
24 h. jusqu'à 100 o/o.

Densité

Parmi les chiffres de densité que j'ai notés chez un sujet sain dont la diurèse était augmentée, en voici quelques-uns en série :

Sans bain, pour l'urine des trois heures matinales : 1026, 1023, 1024, 1025 ; moyenne = 1024 1/2.

Pour les 21 heures suivantes : 1016, 1012, 1016, 1009 ; moyenne = 1013.

3 heures correspondantes après le bain : 1025, 1028, 1030, 1029, 1024 ; moyenne = 1027.

Pour les 21 heures complémentaires : 1015, 1016, 1020, 1013 : moyenne = 1016.

Donc, immédiatement après les bains de Royat, chez l'homme sain, quand celui-ci réagit peu à leur effet diurétique, il y a augmentation de la densité. Elle tend à rester égale ou même à s'abaisser chez un sujet réagissant par une forte diurèse.

Nous n'avons pas de mensurations méthodiques au point de vue de la densité chez nos malades ; mais Hensen a noté chez les siens que la densité des urines des trois premières heures qui suivent le bain était plus faible de 13° que celle d'avant le bain.

Heinemann constate pour la densité moyenne des 24 heures, qu'elle diminue dans les 2/3 des cas, de 5 à 7° en moyenne, et seulement après un laps moyen de 14 jours après le début du traitement ; qu'elle augmente dans 1/3 des cas, et en moyenne de 4° 1/2.

Elimination des Chlorures

D'abord le fait clinique observé chez nos malades.

Les arthritiques hypertendus nous arrivent en partie dans les conditions somatiques suivantes : âgés de 50 à 75 ans, gros mangeurs devenus dyspnéiques, ils accusent des bronchites fréquentes ; le cœur est normal et à l'auscultation, sauf l'accentuation du 2e bruit à la base, tantôt aortique, tantôt pulmonaire, leur cœur se montre dilaté au dépens des cavités droites : pas de signes cliniques nets d'insuffisance rénale, le foie est légèrement de volume et il y a quelques râles sous-crépitants de congestion pulmonaire chronique aux bases. Ces malades, ne présentant ni hyposystolie du cœur gauche, ni œdèmes déclives aux jambes, sont maintenus au régime habituel en ce qui concerne l'ingestion des chlorures.

En même temps que la diurèse de cure s'établit, que la densité des urines reste élevée malgré l'abondance de l'émission, le poids de ces malades baisse de 1800 gr., 2 kgr. en moyenne ; en même temps le foie reprend son volume normal les râles des bases pulmonaires disparaissent, la dilatation des cavités droites du cœur régresse à un degré nul ou imperceptible, la dyspnée s'amende très notablement. Il y a, sans modification du régime alimentaire, sans diminution du taux des chlorures ingérés, *sous la seule influence*

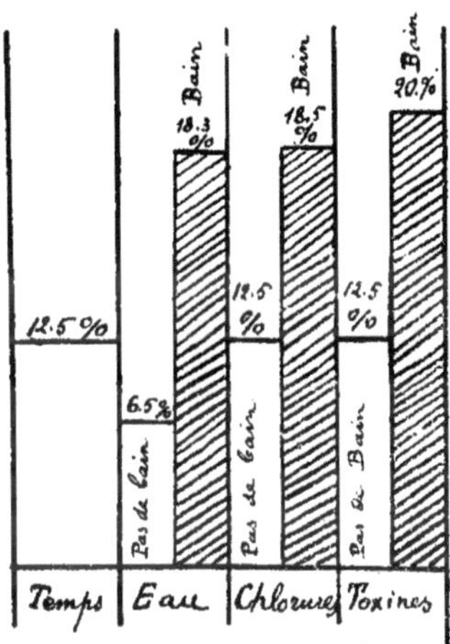

Fig. 1

Bain carbo-gazeux

Diagramme de l'élimination de l'eau, des chlorures et des toxines sous l'influence du bain et de l'ingestion d'eau de la source César.

Rapport $\frac{\text{diurèse des 3 premières heures}}{\text{sur diurèse totale des 24 heures}}$ en fonction du temps $\frac{3}{24} = \frac{12.5}{100}$

La colonne blanche = en temps habituel, sans traitement.

La colonne ombrée = sous l'influence du bain et de la boisson

Ces colonnes sont proportionnelles en hauteur aux quantités éliminées 2 m/m = × 1 %.

diurétique de la cure balnéaire, une déchloruration spontanée, se traduisant par la disparition des œdèmes viscéraux interstitiels, une brusque perte de poids, et une euphorie, telles qu'on les observe par exemple à l'hôpital, dans les hyposystolies du cœur gauche, après diète achlorurée ou administration opportune de la digitale.

Sans aucun doute, le bain carbo-gazeux pris méthodiquement en série augmente la perméabilité rénale aux chlorures chez les arthritiques, uricémiques et artério-scléreux.

Il m'a été facile de démontrer par des observations très précises la même action chez l'individu sain. Cet individu acclimaté à la station, fut étudié pendant une série de jours témoins au point de vue de la diurèse comparée de l'eau et des chlorures.

Pour une diurèse de 1960 cmc., et une moyenne de 14 gr. 13 de chlorures, dans les 24 heures, il élimine dans les 3 heures matinales, soit 12.50 o/o du nycthémère :

128 cmc. d'eau, soit 6.53 o/o de la quantité des 24 heures.

1 gr. 78 de chlorures, soit 12.58 o/o.

Sous l'influence des bains et de l'ingestion de 300 gr. d'eau de la source César, ce même sujet, dont on ne peut suspecter la parfaite perméabilité rénale aux chlorures, rend pour les 24 h., 2.375 cmc. d'urine ;

14 gr. 67 de chlorures.

Pour les 3 heures matinales qui suivent le bain :

425 cmc. d'urine, soit 18,31 o/o du total des 24 heures.

2 gr. 71 de chlorures, soit 18.46 o/o du total.

Défalcation faite des chlorures (0 gr. 25) contenus dans l'eau minérale.

Ces chiffres sont assez probants pour se passer de tout commentaire. Encore faut-il remarquer que l'augmentation très nette de la perméabilité rénale aux chlorures que provoque le bain carbo gazeux chez l'individu normal en équilibre parfait entre le taux des chlorures éliminés et celui des chlorures ingérés, ne peut nécessairement se faire sentir que pendant les deux ou trois premières heures qui suivent le bain ; quant au total des chlorures éliminés dans les 24 heures, le bain ne peut alors le modifier, car ce total reste égal à celui des chlorures ingérés.

Au contraire, chez nos malades en état de rétention chlorurée, chaque bain doit provoquer une forte décharge déchlorurée en même temps qu'un flux aqueux dans les premières heures qui le suivent. Mais contrairement à ce qui se passe chez l'individu normal, la quantité de chlorures éliminés pendant le reste du nycthémère doit être supérieure ou tout au moins égale à ce qu'elle est en dehors du traitement balnéaire ; elle doit rester parallèle à la diurèse aqueuse et chaque jour nous devons provoquer par le bain une décharge chlorurée immédiate et forte se poursuivant atténuée pendant le reste du nycthémère ; d'où la déchloruration progressive et spontanée. En tenant compte de la notion de l'équilibre chloruré (par analogie avec ce que les physiologistes appellent l'équilibre azoté) présent chez le sujet normal, détruit dans l'insuffisance rénale minor de nos clients de station thermale, on voit que chez l'un et chez les autres, le bain augmente très manifestement la perméabilité du rein aux chlorures.

Les trois seuls dosages des chlorures des 24 heures chez des hyposystoliques soumis, à l'hôpital, aux bains artificiels, nous ont donné les chiffres parfaitement concordants que voici :

Sujet A	avant les bains	12 gr.	24.
	pendant —	17	95.
Sujet B	avant les bains	7 gr.	60.
	pendant —	11	40.
Sujet C	avant les bains	18 gr.	45.
	pendant —	21	60.

Bleu de Méthylène

Il ne pouvait ne pas nous venir à l'idée d'appliquer à cette étude de la perméabilité rénale la méthode de nos excellents maîtres Achard et Castaigne, qui a manifestement prouvé une accélération de la durée d'élimination provoquée du bleu de méthylène pendant une série de bains, par comparaison avec la longueur de l'élimination de la même quantité de bleu reconnue nécessaire immédiatement avant la série de bains.

Sur le trajet normal A, la durée d'élimination avant les bains était de 52 heures pour cinq centigr. ; elle fut abaissée à 48 heures pendant la période balnéaire.

Couramment, chez nos malades, nous l'avons vue de 96, 80, 72 heures au début du traitement balnéaire, s'abaisser à respectivement 80, 72, 60 heures après 12 à 18 bains.

Toxines urinaires

La perméabilité rénale aux toxines est bien rarement étudiée, sans doute parce que le procédé de Bouchard pour la mensuration de toxicité urinaire par injection intra-veineuse au lapin vivant est une méthode à peu près impossible pour le praticien isolé. Très heureusement, MM. Billard et Gabriel Perrin nous ont dotés d'une méthode incomparablement plus simple dont je me suis empressé de me servir. Ils ont établi (*Société de Biologie*, 12 mars 1904, 21 janvier, 4 février, 4 mars, 14 octobre 1906, *Province Médicale*, 2 juin 1906, *Thèse de Lyon*, 1906-07) que la toxicité des urines est inversement proportionnelle à leur tension superficielle, et que, par leurs recherches comparatives avec la méthode de Bouchard, connaissant la tension superficielle en millimètres, on peut calculer la toxicité par litre ou valeur de l'urotoxie et en multipliant celle-ci par le volume des urines émises, connaître la quantité d'urotoxies éliminées par un sujet pendant un temps donné.

Pour cela, il suffit de trois instruments très simples : un compte-gouttes de Duclaux donnant 100 gouttes pour cinq centimètres cubes d'eau distillée à 15° ; un densimètre pèse-urines ; un thermomètre. Il suffit de mesurer la densité de l'urine et de compter le nombre N de gouttes données par 5 cmc. d'urine. On multiplie la densité de l'urine par la constante 0.75 et on divise par le nombre de gouttes. Le quotient exprime la tension superficielle en milligrammes.

Par exemple, l'urine à 15° donnant 1.015 de densité et 110 gouttes à la pipette de Duclaux.

$$\text{T. S.} = \frac{1.015 \times 0{,}75}{110} = 6 \text{ milligr. } 89$$

Puis, se reportant aux tables données par G. Perrin (Thèse de Lyon, 1906-07). on voit que la T. S. de 6 milligr. 89 correspond à une valeur de l'urotoxie de 55 cmc., et que cette urine de T. S. = 6,86 contient par litre 18 urotoxies 18.

De nombreuses mesures m'ont prouvé que chez l'individu sain aussi bien que chez mes malades, la T. S. était abaissée très fortement dans les premières heures qui suivent le bain, moins fortement mais encore très nettement pendant le reste des 24 heures, par comparaison avec la T. S. dans les urines des heures correspondantes en dehors du traitement balnéaire.

Ainsi, chez A, sujet normal, le matin à jeun :

Exp. I.

Urines des 3 heures qui précèdent un bain :
T. S. = 7 mgr. 28.
Valeur de l'urotoxie : 98 cmc.
N d'urotoxies par litre : 10,10.
Urines des 3 heures qui suivent le même bain :
T. S. = 7 mgr. 09.
Valeur de l'urotoxie : 83.
N d'urotoxie par litre : 12,04.

Exp. 2

Avant le bain ;

T. S. = 6 mgr. 92.
Valeur de l'urotoxie : 59.
N d'urotoxies par litre : 16,95.

Après le bain :

T. S. = 6 mgr. 82.
Valeur de l'urotoxie : 52.
N d'urotoxies par litre : 19.20.

Ainsi la toxicité par litre a augmenté de 20 o/o dans la première expérience, de 13 o/o dans la seconde.

De même chez un artérioscléreux, M. R..., soumis à un régime alimentaire tout à fait strict et régulier :

Urines des 3 heures

	T. S.		Valeur de l'urotoxie
Avant le 4e bain :	7 mgr.	30	100
Après	7	05	78
Avant le 8e bain :	7	26	97
Après	6	97	66
Avant le 12e bain :	7	14	89
Après	6	88	54

Donc, il y a une augmentation de la toxicité par unité de volume des urines sous l'influence des bains ; cette augmentation est énorme pendant les 3 premières heures qui suivent le bain, elle persiste atténuée pendant le reste des 24 heures, et la perméabilité du rein aux toxines s'accroît progressivement au cours de la cure balnéaire.

Il est encore plus démonstratif de calculer la quantité d'urotoxies éliminées dans un temps donné, lorsque l'on connaît le volume de la diurèse.

Ex. chez un athéromateux.

Avant tout traitement balnéaire :

Diurèse des 24 heures : 1.700 cmc.
T. S. 7 mgr. 04.
Valeur de l'urotoxie : 76.
Total d'urotoxies éliminées : 22.

Au quatrième bain :

Diurèse des 24 heures : 1.900 cmc.
T. S. 6 m. 87.
Valeur de l'urotoxie : 53.
Total d'urotoxies éliminées : 35.8.
Diurèse des 3 premières heures :
Vol. 480 cmc.
T. S. 6 mgr. 80.
Val. urotoxie : 52.
Total d'urotoxies éliminées : 9.2.

Au 8e bain :

Diurese des 3 premières heures :
Vol. 450 cmc.
T. S. 6 mgr. 67.
Valeur urotoxie : 49.
Total des urotoxies éliminées : 9.2.
Diurèse des 24 heures :
Vol. 1.950 cmc.
T. S. 6 mgr. 75.
Valeur urotoxie : 51.
Total d'urotoxies éliminées : 57.22.

Au 12e bain :

Diurèse des 3 premières heures :
Vol. 510 cmc.
T. S. 6 mgr. 61.

Valeur urotoxie : 48.
Total des urotoxies éliminées : 10.6.

Diurèse des 24 heures :
Vol. 1.960 cmc.
T. S. 6,71.
Valeur urotoxie : 50.
Total des urotoxies éliminées : 39.20.

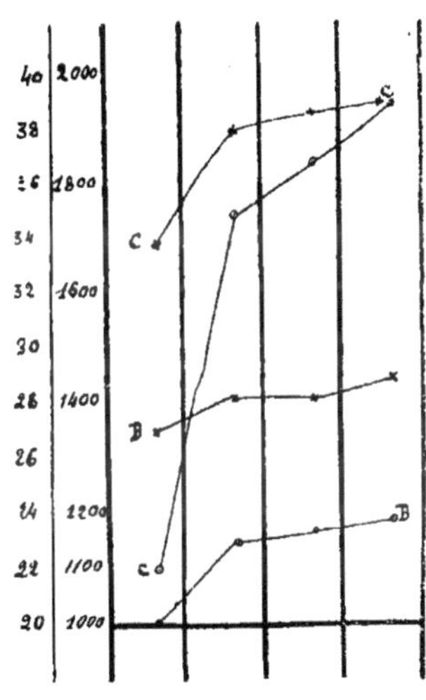

Fig. 2

Progressivité de la Diurèse des 24 heures
au cours d'une série de bains

× ——— × **Diurèse volumétrique en cmc. (1000 — 2000).**
O ——— O **Nombre d'urotoxies éliminées (20 — 40).**
B Sujet sain.
C Malade athéromateux.
1re colonne : avant le 1er bain.
2me colonne : au 4me bain.
3me colonne : au 8me bain.
4me eolonne : au 12me bain.

Autre exemple, chez l'individu normal A :

En temps habituel, pour les 3 heures matinales :
Diurèse, volume : 125 cmc.
T. S. 6 mgr. 804.
Total éliminé : 2 urotoxies 30.

Pendant les 3 heures correspondantes après un bain et ingestion de 300 gr. d'eau de la source César :

Volume : 400 cmc.

T. S. 7 mgr. 28.

Total éliminé : 4 urotoxies 05.

Dans cette expérience, où contrairement à toutes les autres, concernant la toxicité, il y a eu une ingestion d'eau minérale ajoutée à la balnéation, c'est la seule fois où il y a élévation de la tension superficielle, et par conséquent abaissement de la toxicité urinaire par unité de volume.

L'ingestion d'eau minérale par elle seule augmente la diurèse eau, mais en aucune façon n'abaisse la tension superficielle ni n'augmente la toxicité par unité de temps.

Chez un autre sujet sain, B :

Diurèse des 24 heures :

Avant le 1er bain : Vol. 1.350 cmc.
T. S. 6.97.
Valeur urotoxie : 66.
Total éliminé : 20 urotoxies 45.

Après 4 bains : Vol. 1.430 cmc.
T. S. 6 mgr. 94.
Valeur urotoxie : 62.
Total éliminé : 20 urotoxies 09.

Après 12 bains : Vol. 1.450 cmc.
T. S. 6 mgr. 90.
Valeur urotoxie : 56.
Total éliminé : 24 urotoxies 08.

En d'autres termes, nous voyons qu'un organisme normal élimine par 24 heures, 20 urotoxies ; pendant les trois heures matinales, soit 12,5 o/o de la durée du sycthémère, il élimine 2 1/2 urotoxies, ce qui est proportionnel.

Sous l'influence du bain carbo-gazeux matinal, il éliminera pendant les trois heures consécutives 4 urotoxies, soit une augmentation de 60 o/o sur le taux habituel et pendant le reste des 24 heures, 18 urotoxies, comme d'habitude. L'élimination des 3 heures est devenue les 18 o/o de celle des 24 heures, exactement ce qu'on a vu pour les chlorures.

Chez un artério-scléreux avec rétention de toxines dyspnéisantes et vaso-constrictives, qui élimine d'habitude 22 urotoxies par 24 heures, on obtient de même une décharge toxique immédiate et énorme après le bain, qui atteint 9, puis 10 urotoxies, pendant que le total des 24 heures monte à 36, puis 39 urotoxies. Alors l'élimination par 24 heures est accrue de près de 100 o/o, et celle des trois heures est devenue le 34 o/o du total du nucthémère.

Substances azotées, urée, acide urique

L'étude de la perméabilité rénale aux divers composants de l'urine comporte naturellement le chapitre des corps azotés, mais ce chapitre a une portée toute spéciale parce qu'il oblige à y envisager la question des échanges nutritifs intracellulaire, du métabolisme intra-tissulaire, des combustions organiques, enfin de la nutrition générale.

Déjà, trois analyses d'urines chez des hyposystoliques soumis aux bains carbo-gazeux, nous avaient donné toutes trois une augmentation de l'urée.

Sujet A.	Avant les bains :	12 gr. 91.
	Pendant	21 gr. 27.
Sujet B.	Avant	12 gr. 80.
	Pendant	19 gr. 20.
Sujet C	Avant	27 gr. 30.
	Pendant	34 gr. 12.

Depuis longtemps, mes confrères signalaient l'accroissement de l'urée, le retour vers la normale du rapport azoturique et du rapport $\frac{\text{acide urique}}{\text{azote total}}$ viciés, chez les malades soumis à la cure balnéaire.

En vain, Bouchinet (loc. cit.), avait montré que chez un individu sain pourtant acclimaté à la station, les bains augmentent de 4 gr. la quantité journalière d'urée excrétée. Aucun des résultats les plus positifs de nos cures thermales n'avait rencontré un scepticisme plus entêté chez nos confrères de pratique extra-thermale, et cela s'explique parfaitement.

Nos cures thermales exercent une action puissamment excitante sur la nutrition générale, telle qu'aucune des autres ressources de l'arsenal thérapeutique ne lui est comparable, même de très loin, et tout médecin, exerçant en dehors de la pratique thermale, n'a vu et ne peut voir de ces faits si constants pour nous.

Contre ce scepticisme bien porté, mais néfaste, il faut lutter avec des faits aussi inattaquables que possible ; c'est pourquoi j'ai entrepris sur moi-même l'expérience suivante :

Pendant quatre jours, je me suis mis en équilibre azoté ; à cet effet, j'ai pesé mes aliments et calculé la quantité d'albumine qu'ils contenaient, et dosé l'urée, l'acide urique et le rapport azoturique des urines, en même temps que je constatais que le poids corporel ne baissait pas (il augmentait même légèrement).

J'établis ainsi le bilan suivant, par la moyenne des 3 dernières journées :

A. — Diurèse des 24 heures : 1.350 cmc.
3 heures ; 125 cmc. (moyenne).
Urée par 24 heures : 21 gr. 90.
Acide urique : 0 gr. 81.
Rapport azoturique : 91 o/o.

Puis, sans rien changer par ailleurs à un genre de vie absolument régulier, je me soumis pendant trois jours à des bains carbo-gazeux bi-quotidiens, et à température indifférente, et par la moyenne des deux derniers jours, je constatai :

B. — Diurèse des 24 heures : 1.880 cmc.
3 heures après le bain : 300 cmc.
Urée par 24 heures : 31 gr. 20.
Acide urique : 0 gr. 60.
Rapport azoturique : 89 o/o.

La quantité d'albumine ingérée fut en moyenne de 90 gr. par jour pendant la période A, et de 74 gr. en moyenne pendant la période B. Le poids corporel resta inchangé.

De cette expérience qui présente le maximum de rigueur de ce que l'on peut faire sur l'homme, et le minimum de brièveté avec l'exercice de la profession, se dégagent des conclusions inattaquables.

Elle prouve que pendant la période B (bains bi-quotidiens) :

1°. — La quantité d'urée fut augmentée de 9 grammes par jour (Bouchinet trouvait 4 gr. 10 avec un bain quotidien) ; la quantité d'azote total croît dans la même proportion puisque le rapport azoturique reste sensiblement invariable.

2°. — L'augmentation de l'azote éliminé ne peut venir que d'une assimilation de plus grandes quantités de l'azote ingéré et non de désassimilation des albumines de constitution, ou des matériaux de réserve, puisque le poids du corps n'a pas baissé.

3°. — Qu'il y a eu en B une *forte augmentation du coefficient d'utilisation de l'azote ingéré,* car dans le rapport *albumine assimilée* albumine ingérée, le numérateur a cru en B, en même temps que le dénominateur baissait de 90 à 74 gr.

4°. — Que l'azote assimilé a subi pendant la période B un *degré d'oxydation intra-organique beaucoup plus parfait, indice d'une augmentation de l'activité des combustions intracellulaires.* En effet, tandis que l'azote total augmentait et l'urée aussi, l'acide urique a baissé de 0 gr. 81 à 0 gr. 60, et le rapport urée baissait de 2,7 0/0 en période A à 2 0/0 en période B.

Cette expérience réduit à néant toutes les objections habituelles. On s'est plu à attribuer ces phénomènes d'activation de la nutrition générale chez nos malades pendant la cure thermale, tantôt à un changement de genre de vie, moins sédentaire pendant la cure, à un changement d'altitude, à une augmentation de la ration alimentaire, aux accessoires du traitement thermal (douches, massages, etc.). Mon expérience sur un sujet acclimaté à la station a radicalement supprimé l'influence de tous ces facteurs, et les phénomènes constatés ne peuvent y être attribués qu'au seul bain carbogazeux et bien à son action spécifique ; et l'on ne peut même invoquer l'influence de la température, puisque d'autres recherches très précises ont démontré que le bain simple à température indifférente n'agit aucunement sur les échanges nutritifs.

Une certaine abondance de chiffres, telle que le lecteur en

trouvera une dans le présent article, présente toujours un aspect rébarbatif; je ne l'ignore pas, mais je n'ai pu exprimer que par des données numériques l'analyse détaillée de la diurèse provoquée par le bain carbo-gazeux. On pourrait la traduire, dans ses grandes lignes et dans ses caractères les plus saillants, par la méthode graphique, aussi attrayante que la multiplicité des chiffres et des rapports numériques est fastidieuse; et il m'a paru que les diagrammes ci-joints étaient les plus indispensables.

Le premier représente le phénomène de la diurèse immédiate, celle qui se fait sentir dans les trois heures qui suivent un bain donné, étudié chez un organisme sain, par rapport au total des 24 heures qui suivent le bain. Elle constitue cette décharge d'eau, de chlorures et de toxines qui suit chaque bain. En temps habituel, de 8 à 11 h. du matin, dans un laps de temps qui représente les 12,5 o/o de la durée du nycthemère, l'élimination de l'eau n'est que moitié de la moyenne par rapport au temps, celle des chlorures et des toxines se maintient exactement à la moyenne du nycthemère.

Le bain donné à 8 h. du matin modifie totalement le taux d'élimination de ce moment; il fait passer le pourcentage de l'eau de 6,5 o/o à 18,3 o/o.

Celui des chlorures de 12,5 à 18,5 o/o.

Celui des toxines de 12,5 à 20 o/o.

On serait au-dessous de la vérité en disant que le bain triple l'élimination de l'eau et augmente de 50 o/o celle des toxines pendant les trois premières heures. En effet, l'effet diurétique se poursuit, mais atténué pendant les 21 heures suivantes. Si nous comparons l'élimination des 3 heures au 21 heures précédentes, le sujet n'étant plus alors sous l'influence d'un bain, nous trouvons des pourcentages de 22,2 pour le volume, 19,1 pour les chlorures.

Souvent, chez nos malades, les effets sont encore plus accusés, parce qu'ils présentent des rétentions de chlorures et toxines. C'est ainsi qu'un athéromateux C éliminait en 3 heures 10 urotoxies, alors que le total des 24 heures atteignait 39 urotoxies, soit 24 o/o.

Le second diagramme représente le phénomène envisagé

spécialement au point de vue thérapeutique comme l'ensemble de l'effet diurétique d'une cure méthodique de bains carbo-gazeux en série, chez nos malades arthritiques âgés ou artério-scléreux, presque toujours hypertendus. Ici nous assistons à la diurèse qu'on pourrait appeler secondaire, ou totale, ou progressive, car elle représente la somme des effets diurétiques de chaque bain, et ces effets paraissent s'accumuler dans la plupart des observations. La courbe C du diagramme en est un exemple typique observé chez cet athéromateux C :

ANALYSE	Diurèse	T S des urines	Valeur de l'urotoxie	Nombre d'urotoxies éliminées
Avant les bains..	1.700 cmc.	7 m 04	76	22
Après 4 bains...	1.900 »	6 m 87	53	35.81
Après 8 bains...	1.950 »	6 m 75	51	37.22
Après 12 bains...	1.960 »	6 m 71	50	39.20

Par contre, chez l'homme sain, le phénomène de la progressivité de la diurèse totale est peu marquée.

Il était intéressant de concevoir un mécanisme de ces effets diurétiques du bain carbo-gazeux. Toujours, dans toutes ces recherches, il ne s'est agit que de bain à température indifférente, et, par suite, la température du bain ne saurait être invoquée. Par principe, pour bien étudier les effets spécifiques du bain carbo-gazeux, aussi bien au point de vue circulatoire qu'au point de vue rénal, nous avons toujours procédé ainsi. On sait par des expériences multiples et très précises que le bain simple à 34° c. n'agit en aucune façon sur la circulation, ni les échanges nutritifs et ne provoque aucune diurèse importante

En ce qui concerne la diurèse immédiate, elle s'observe aussi bien chez l'individu sain que chez les sujets atteints de troubles paraissant purement fonctionnels ou de lésions certaines, aussi bien que chez les hypertendus avec cœur résistant à l'augmentation du travail qui lui est imposé, que chez les malades avec hypertension par insuffisance myocardique et, par suite, son explication ne saurait être cherchée que dans un mécanisme de physiologie normale. Le bain carbo-gazeux naturel de Royat à température indifférente produit un abaissement immédiat et intense de la tension artérielle ; le bain artificiel donne, sauf chez les hypertendus, une légère augmentation de la tension artérielle systolique ; tous deux provoquent la diurèse immédiate, le premier sans doute plus que le second. Donc l'effet diurétique est indépendant d'une action toni-cardiaque, hypertensive, telle que celle de la caféine. Il est dû a une action reflexe, à point de départ cutané, que réalise l'excitation des terminaisons nerveuses par l'acide carbonique libre, sans parler de toutes les autres énergies physico-chimiques qui peuvent intervenir dans un bain d'eau thermo-minérale prise au griffon, sans que nous les connaissions à l'heure actuelle, et constituer un excitant de la surface cutanée. Le bain carbo-gazeux est un diurétique rénal, par action reflexe. Il serait absurde de nier que, lorsque donné à température fraîche ou avec une énorme richesse en Co^2, une action toni-cardiaque ou hypertensive ne s'ajoute pour collaborer à l'effet diurétique ; mais ce mécanisme circulatoire était absent dans la diurèse étudiée ici.

La diurèse secondaire est spéciale aux artério-scléreux hypertendus, et son explication doit être cherchée dans un mécanisme de physiologie pathologique. Elle consiste essentiellement en ceci, qu'il y a une augmentation progressive, au cours de la cure balnéaire, de la perméabilité rénale de ces malades vis-à-vis de l'eau, des chlorures, des composés azotés et des toxines, pour ne parler que des composants de l'urine que j'ai mesurés et dosés. Caractère capital, cette diurèse progressive marche parallèlement à l'abaissement de la pression sanguine vers la normale, en même temps que disparaissent ou s'atténuent beaucoup de troubles fonctionnels ou subjectifs (dyspnée, cryesthésie, épistaxis, palpitations, éréthisme cardiaque, trouble du rythme cardiaque) (1).

Ces malades sont ceux dont l'hypertension est encore totalement ou partiellement curable, en ce qu'elle est encore totalement ou partiellement due à des toxines vaso-constrictives et dyspnéisantes, c'est-à-dire produite par du spasme

---

(1). Huchard et Mougeot. — Congrès de Physicothérapie, Rome 1907, et *Journal de Physiothérapie*, Déc. 1907.
A. Mougeot. — *Société de Thérapeutique*. 26 Mai 1909.

vasculaire encore pur ou surajouté à des lésions vasculaires peu avancées, par opposition aux hypertensions incurables, rebelles à toute thérapeutique, dues uniquement aux lésions anatomiques des parois vasculaires, et qui ne s'abaissent qu'à l'apparition de l'insuffisance myocardique.

Cette diurèse secondaire est donc liée à la disparition des spasmes vasculaires, et ce phénomène se passe dans le système vasculaire du rein aussi bien que partout ailleurs. Le système vasculaire du rein devient ainsi plus perméable au passage du sang ; le filtre rénal est mieux irrigué ; il s'ensuit une augmentation de la quantité de sang qui traverse le glomérule par unité de temps. La physiologie expérimentale nous a surabondamment démontré que la sécrétion rénale est, dans une certaine limite, proportionnelle à la quantité de sang qui le traverse.

C'est l'état circulatoire qui s'améliore d'abord et, à sa suite, le pouvoir fonctionnel du rein.

***

L'importance thérapeutique de cette diurèse est tellement évidente qu'il serait importun d'y insister ; mais elle justifie le long développement que j'ai cru pouvoir me permettre au sujet de l'étude analytique de ses détails. Cette augmentation de la perméabilité rénale aux substances dont l'élimination est le plus retardée chez les artério-scléreux : chlorures, urée, toxines, est un des deux phénomènes capitaux dans l'action du bain carbo-gazeux ; l'action élective sur la pression sanguine et le rythme cardiaque est l'autre phénomène dont il ne fut pas question ici.

Cette diurèse est éminemment précieuse, non seulement en raison de ce caractère électif, mais surtout à cause de la longue durée des résultats acquis. Nos malades dont les reins sont devenus plus perméables à l'eau, au bleu de méthylène, aux toxines, après le premier bain qu'avant la cure, après le quatrième bain plus qu'après le premier, et au vingtième encore plus qu'au huitième et qu'au quinzième, seront des mois à perdre le bénéfice acquis, si leur hygiène est intelligemment réglée. C'est en effet un de ces cas où la thérapeutique physique se distingue de la thérapeutique médicamenteuse, et où à l'action immédiate, brutale et éphémère de celle-ci, arrêtée dès la cessation de la drogue, s'oppose la lenteur d'action de celle-là, sa douceur et sa progressivité, avec la très longue durée des résultats obtenus. C'est là le phénomène éminemment favorable de l'accumulation dans physicothérapie, qui n'accumule que son action bienfaisante, alors que la thérapeutique chimique accumule surtout ses inconvénients toxiques.

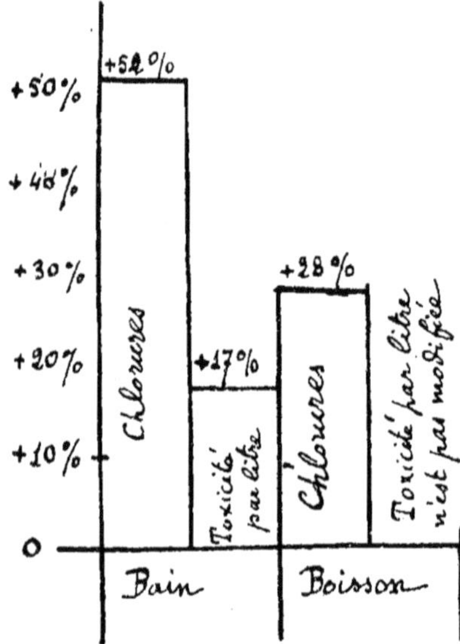

Fig. 3

Diagramme représentant l'augmentation % de : 1° l'élimination des chlorures ; 2° la toxicité par unité de volume pendant les 3 heures qui suivent le bain ou l'ingestion d'eau de la source César.

La hauteur des colonnes est proportionnelle aux augmentations au-dessus des moyennes observées en temps habituel, en dehors de tout traitement.

1 $^{m}/_{m}$ = *1* %.

L'ion calcium et la diurèse par ingestion de l'Eau de Royat, Source César, et des autres Stations

Par M. A. MOUGEOT

J'ai précédemment (1) démontré la part prépondérante qui revient au bain carbo-gazeux dans l'action rénale de la cure thermale de Royat et dans ses résultats thérapeutiques globaux en cas de néphrites dites toxiques et dyscrasiques, telles que les albuminuries goutteuses, arthritiques, uricémiques, oxaluriques, et aussi dans l'insuffisance rénale minor des artério-scléreux, en dehors du mal de Bright confirmé.

Cette action thérapeutique globale avait été signalée antérieurement par mes confrères, mais surtout bien mise en valeur par mon ami le Dr Laussedat, président de la Société d'hydrologie, qui eut le mérite d'appliquer le premier à cette

---

(1) Société de Biologie, 23 Juin 1906.
Journal des Praticiens, 8 Juin 1907.
IIe Congrès Internat. de Physicothérapie, Rome, Oct. 1907.
Journal de Physiothérapie, Déc. 1907.
Tribune Médicale, 21 Déc. 1907.
XIIe Congrès Français de Médecine, Lyon, Oct. 1911.
La France médico-thermale et climatique, Nov. 1911.
Journal de Physiothérapie, Nov. 1911.
Presse médicale, 27 Janvier 1912.

étude de l'amélioration de la perméabilité rénale, la méthode de la cryoscopie urinaire.

Cependant, après avoir dissocié dans l'effet global la part du traitement balnéaire, je commettrais une erreur manifeste en méconnaissant le rôle adjuvant et la participation collaboratrice de l'ingestion de nos eaux minérales.

I

La clinique m'a démontré, pendant sept ans d'observation, que chez l'immense majorité des malades, St-Mart est la moins diurétique et César la plus diurétique de nos sources. L'eau de César est remarquablement bien digérée, vite assimilée et rapidement éliminée, encore mieux que nos autres sources thermo-minérales, et celles-ci, en général, mieux que notre source Velléda, froide et non minéralisée (type Evian). Sans doute, la thermalité, la minéralisation et la teneur en gaz carbonique, et la concentration moléculaire (Δ — 0°,165) de la Source César sont plus favorables à ce point de vue que celles des sources voisines ; ces indices physico-chimiques de César sont des intermédiaires parmi la gamme de Royat :

	Minéralisation totale	T°	Co^2	Δ
Eugénie..........	5 gr. 623	35°5	0.377	— 0.23
Saint-Victor......	4 gr. 782	20°	1.492	— 0.385
Saint-Mart.......	4 gr. 474	31°	1.709	— 0.375
César............	2 gr. 857	28°	1.229	— 0.165
Velléda..........	0 gr. 274	14°	0	

L'étude expérimentale sur l'homme sain m'a donné des résultats qui sont déjà publiés (1). En temps normal, le sujet étudié élimine en trois heures, de 8 h. m. à 11 h. m., soit pendant les 12.5 o/o de la durée totale du nycthémère, un volume d'eau qui ne représente que le 6.5 o/o du volume total des 24 heures, et une quantité de chlorures représentant 12.5 o/o du taux des 24 heures, c'est-à-dire que son rythme urinaire, pendant les trois heures matinales, reste constant et proportionnel au temps pour les chlorures, tandis qu'il est ralenti de moitié pour l'eau.

---

(1) XIIe Congrès français de Médecine, Lyon, Oct. 1911. Presse médicale, 27 Janvier 1912.

L'ingestion de 300 gr. d'eau de la Source César à 8 h. m. porte l'élimination des 3 heures suivantes :

A 17.6 o/o pour l'eau ;

A 15.9 o/o pour les chlorures ;

par comparaison avec le total des éliminations pendant les 24 h. qui suivent l'ingestion d'eau.

La diurèse des 3 h., qui est de 125 cmc. en temps habituel, monte à 405 cmc. après ingestion de l'eau de César.

La diurèse des 24 h. passe de 1960 cmc. à 2185 cmc. dans les mêmes conditions.

L'eau minérale est totalement éliminée en trois heures ; donc elle est nettement diurétique, mais son action ne persiste pas pendant le reste du nycthémère, contrairement à celle du bain.

Elle contient, à la dose de 300 gr., o gr. 23 de chlorures (supposés de sodium et de lithium) ; ces chlorures sont défalqués des dosages des 3 heures et, par conséquent, non seulement la diurèse emporte immédiatement en plus des o gr. 23 de chlorures contenus dans l'eau minérale une quantité de o gr. 50, quantité importante chez un individu en parfait état d'équilibre chloruré.

L'ingestion d'eau de la Source César présente, à un degré moindre cependant que le bain carbo-gazeux à température indifférente, une action diurétique élective sur les chlorures. En effet, le bain élève l'élimination des chlorures des trois premières heures de 52 °/₀ par rapport à l'élimination en temps habituel et aux heures correspondantes ; l'ingestion d'eau de César ne l'élève que de 28 °/₀.

Mais contrairement à la diurèse produite par le bain, celle de l'eau minérale n'est pas élective pour les toxines ; la toxicité par unité de volume, évaluée d'après la mesure de la tension superficielle par la méthode de Billard et Perrin, n'est pas augmentée après l'ingestion d'eau minérale (Mougeot et Perrin).

Quelques rares malades furent soumis à la seule ingestion d'eau de la Source César, la plupart à la dose quotidienne de 600 gr., à l'exclusion de toute pratique balnéaire, et m'ont permis de constater que chez les malades, on constate cette même action diurétique.

On constate d'une façon constante l'augmentation du volume des urines, l'amélioration de la dyspnée toxique, une très notable diminution de l'albuminurie et parfois sa disparition. L'amélioration progressive de la perméabilité rénale dans son ensemble, et étudiée au point de vue du volume des urines, du total des toxines, de l'élimination provoquée du bleu de méthylène, n'est pas aussi nette, loin de là, de ce que j'ai pu constater avec les cures méthodiques de bain carbo-gazeux seuls ou associés à l'ingestion d'eau diurétique.

Cependant un fait, que je n'avais encore vu signaler, consiste dans la diminution de poids des malades soumis à la cure interne seule, coexistant avec la diurèse abondante, la disparition des œdèmes discrets des bases pulmonaires et du foie, qui sont dits congestions chroniques des arthritiques ; ce fait survenant sans modification du régime alimentaire ne peut s'interpréter que comme une *déchloruration spontanée* par amélioration de la perméabilité rénale aux chlorures.

De tels malades présentent une rétention chlorurée et toxique minime, trop faible pour qu'on leur prescrive le régime déchloruré ; on les laisse au régime surtout végétarien, avec un peu de viande une seule fois par jour, et l'apport en chlorures de leur alimentation, pendant la cure, reste ce qu'il était auparavant. Mais chaque ingestion d'eau de César est suivie d'une décharge chlorurée dans les trois heures qui la suivent ; même si pendant le reste des 24 heures, l'élimination reste ce qu'elle est en temps habituel, il s'en suit une augmentation du taux de l'élimination, et le bilan en chlorures de l'économie est en baisse, les sorties étant devenues plus fortes, alors que les entrées restent constantes.

II

Les caractères de la diurèse produite par l'ingestion d'eau de César (électivité sur les chlorures, disparition des œdèmes, disparition ou diminution de l'albuminurie) *sont absolument identiques* à ceux de l'administration du chlorure de calcium dans les néphrites.

En 1907, le régime déchloruré — simple application pratique de la belle découverte d'Achard et de ses élèves sur le rôle du chlorure de sodium dans la pathogénie des œdèmes — était en pleine vogue et même en plein abus. On en faisait une panacée contre toutes espèces, toutes formes cliniques et tous stades des troubles rénaux et circulatoires, et on arrivait logiquement à se demander si ce n'était pas une erreur néfaste de prescrire à un goutteux 100 gr. d'eau minérale contenant une faible quantité de chlorures, sous prétexte que tout goutteux peut être soupçonné d'un minuscule degré d'insuffisance rénale latente (1). C'est précisément à ce moment que Iscovesço (2) et Netter (3), presque simultanément, communiquèrent les heureux effets du chlorure de calcium dans les néphrites.

Iscovesco nota dans toutes ses observations une forte diminution de l'albuminurie et explique le fait parce que le chlorure de calcium augmente la résistance globulaire diminuée chez les brightiques et ainsi tend à supprimer l'hémolyse par le sérum ; il pense que le régime lacté agit de même par la richesse du lait en calcium.

Netter rapporte que d'après son expérience clinique, vieille de cinq ans, le chlorure de calcium lui a donné de très heureux résultats, surtout dans les néphrites aiguës infectieuses.

Auparavant, il y avait bien eu quelques observations moins précises dans le même sens.

Simultanément, en 1868, Beaudon *(Bulletin de Thérapeutique)* rapportait la guérison d'une néphrite très grave à l'emploi de l'iodure de calcium, et Kuchenmeister observait que dans les néphrites aiguës scarlatineuses, l'emploi de l'eau de chaux augmentait la diurèse, diminuait l'albuminurie et hâtait la disparition de l'anasarque. (*Osterreiche Zeitschrift für prakt. Heilkunde*). D'autre part, en 1905, *Wright et Ross (Lancet,* 21 oct. 1905) avaient noté des guérisons

(1) Léonard Williams (de Londres). — Le traitement de la goutte par ingestion d'eaux minérales contenant du chlorure de sodium. *Gazette des Eaux*, 29 août et 15 sept 1907. Conférence à la Balneological Society traduite de l'anglais par A. Mougeot.

(2) Iscovesco. — Action du chlorure de calcium dans le mal de Bright. *Soc. de Biologie,* 23 février 1907.

(3) Netter. — *Soc. de Biologie,* 2 mars 1907.

d'albuminuries physiologiques (orthostatiques) par le traitement calcique.

Depuis les communications de Netter et Iscovesco, de nombreuses observations cliniques de Teissier, Cade et Roubier (1), Pic, Bonnamour et Imbert (2), Cl. Jourdan (3), Vitry (4), Maurice Perrin (5), J. Blanchard (6), Rénon (7), Tumminia (de Palerme) (8), A. Levin (9), ont parfaitement établi la va-

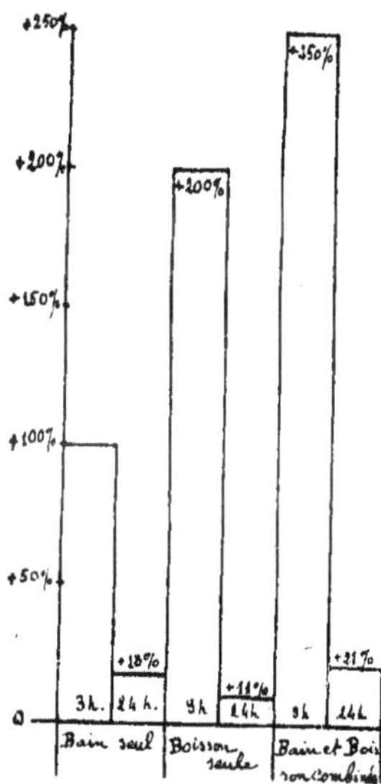

Fig. 4

Diagramme représentant l'augmentation ./° de la diurèse volumétrique des 3 heures matinales et des 24 heures par rapport à cette diurèse en temps habituel, en dehors de tout traitement. Cette diurèse habituelle est représentée par la ligne O. La hauteur des colonnes est proportionnelle aux augmentations : 1 m/m = 4 °/o.

(1) Société médicale des hôp. de Lyon, 5 mai 1908.
(2) *Ibid.*, 6 déc. 1910.
(3) Thèse de Lyon, 1910-11.
(4) Presse médicale, 2 août 1911.
(5) Province médicale, 16 sept. 1911.
(6) Thèse de Nancy, 1910-11.
(7) Bulletin général de Thérapeutique, 8 déc. 1907.
(8) Ospedale di Palermo, juillet 1909.
(9) A. Levin. — Thèse de Paris, 1910-11. Tome XXX.

leur thérapeutique du chlorure de calcium. Il augmente la diurèse volumétrique ; il diminue toujours l'albuminurie dans les néphrites non brightiques ; il la diminue souvent dans la néphrite brigthique quand celle-ci n'est pas trop avancée. La réaction du rein au Ca Cl^2 ne manque que lorsque l'organe est profondément déchu comme état fonctionnel et anatomique.

Quant à l'électivité sur les chlorures de la diurèse produite par le chlorure de calcium, c'est Bonnamour et Imbert (1) qui, les premiers, ont parlé de l'action déchlorurante et l'ont démontrée d'une façon expérimentale. Elle avait échappé à Pribram et Porges (2) qui, constatant l'effet diurétique de l'injection veineuse de solution de Ca Cl^2 chez les animaux, l'assimilaient à l'effet d'une solution salée, sans voir qu'elle en différait par son électivité. Cependant ils attribuaient cette diurèse à la base calcique.

Kuchenmeister, 40 ans plus tôt, avait bien noté la disparition très rapide de l'anasarque, mais avant Achard on ignorait donc le rôle du chlorure dans la pathogénie des œdèmes.

Les expériences de Jourdan et de Pic (3) sur les animaux ont abolument démontré la diurèse aqueuse et l'électivité sur les chlorures du chlorure de calcium. Ainsi (Pic), une seule injection de 0.10 chez un lapin fait monter progressivement le volume de 100 cmc. à 235 et les chlorures éliminés de 0 gr. 50 à 1 gr. 50. Cette action se prolonge pendant de nombreux jours à la suite de l'injection et la décharge chlorurée se poursuit longtemps, comme si le calcium l'avait amorcée, suivant un phénomène mis en lumière par M. Loeper à la suite de ses belles recherches sur le mécanisme régulateur de la composition sanguine (Th. Paris, 1902).

III

La similitude dans les caractères des effets rénaux de l'eau de Royat-César et du chlorure de calcium conduit à penser

---

(1) *Journal de physiologie et Pathol. générales*, janvier 1910.

(2) Uber deu Einfluss des calciums auf die Diurese. *Archiv. f. Experim. Pathol. u. Pharmak.*, T. LIX, p. 30, 1908.

(3) Pic. — Rapport au XIIe Congrès français de médecine, Lyon, oct. 1911, p. 385.

que la première doit surtout son action à l'ion calcium et à constater que dans toutes les eaux minérales, dont l'emploi interne a pour effet prédominant une diurèse, nous trouvons le calcium dans une forte proportion parmi les éléments minéralisateurs.

Déjà, en deux lignes, M. Netter (Soc. biol., 2 mars 1907) signalait sans aucun commentaire la présence de la chaux dans les eaux minérales préconisées contre les affections rénales. Je crois apporter ici une confirmation suffisamment étayée par des faits à l'appui de sa manière de voir, en comparant à la minéralisation totale M. T. l'élément calcium, considéré suivant les analyses, soit à l'état libre, soit en chaux, soit en combinaison hypothétique avec un acide.

Dans le groupe de l'Est, cinq stations sont particulièrement renommées comme cure de diurèse. Toutes cinq ont comme élément minéralisateur prépondérant le sulfate ou le bicarbonate de chaux :

Contrexéville (Pavillon)...	Bic. Ca,	0,402	
	Sulf. Ca,	1,565	M. T. 2,384
Martigny	Bic. Ca,	0,153	
	Sulf. Ca,	1,774	M. T. 2,344
Vittel (Source Salée).....	Bic.,	0,318	
	Sulf.,	1,421	2,922
Evian (Cachat)	Chaux,	0,110	0,51
	en Bic. Ca,	0,196	
Thonon	Bic. Ca,	0,274	
	Sulf. de K et Ca,	0,021	0,451

Dans le groupe du Sud-Ouest, quelques eaux employées surtout en boisson sont éminemment diurétiques : or, toutes celles-là sont sulfatées calciques et, par conséquent, similaires au groupe froid des Voges, sauf deux qui sont bicarbonatées calciques, Alet et Rennes, similaires à Evian. Ce sont notamment :

Castéra-Verduzan.	22° et 23°8	So⁴Ca =	0 gr. 51 à 0 gr. 92
Capvern..........	24°	So⁴Ca =	1 gr. 12 sur M. T., 1,70
	21°8		0 gr. 54 sur M. T., 0,95
Barbazan.........	19°6		1 gr. 50
Aulus	13° à 19°		1 gr. 7 à 1,8 — 2 g.
Alet.............		³Bic. Ca	0 gr. 21 à 0,33
Rennes-les-Bains .		—	0 gr. 21 à 0,32

Dans le groupe du Centre, deux stations thermales soignent des troubles rénaux par l'usage combiné du bain et de la boisson.

Saint-Nectaire, qui s'adresse surtout aux néphrites post-infectieuses (scarlatine, rougeole, grippe, angines), aux albuminuries orthostatiques, digestives, puerpérales, toxiques, contient du calcium parmi ses très nombreuses bases :

S. Mont-Cornadore (S. N. le Haut)	Ca, o gr. 64	M. T., 6 gr. 38
S. des Dames (S. N. le Bas)....	Ca, o gr. 61	M. T., 7 gr. 83

Royat, qui s'adresse surtout aux arthritiques âgés avec manifestations bronchitiques, congestions pulmonaires chroniques, emphysème, aux hypertendus, aortiques et artérioscléreux, tous malades à reins fortement suspects et qui souvent présentent des albuminuries étiquetées arthritiques, goutteuses, uricémiques, oxaluriques, ou un léger degré de néphrite scléreuse, donne :

S. César	Bic. Ca., o gr. 68	M. T., 2,85
Velléda	— o gr. o86	o,27
Eugénie......	— 1 gr. ooo	5,62

pour ne citer que les trois sources dont l'effet diurétique est plus net que celui des deux autres.

Il me semble qu'elles sont rangées ainsi par ordre de puissance diurétique, tandis que l'ordre de rangement que par proportion du sel de chaux à la minéralisation totale serait autre :

Velléda, 1/3 ;
César, 1/4 ;
Eugénie, 1/5,

Beaucoup moins diurétiques sont les sources Saint-Mart et Saint-Victor :

Saint-Mart ..	Bic. Ca., o,969	M. T, 4 gr. 474
Saint-Victor.	1,012	4 gr. 78

où cependant la proportion de $\frac{Ca}{M.T.}$ est de 1/4 comme dans l'eau de César.

En résumé, l'effet diurétique des eaux minérales ingérées paraît inhérent à l'ion calcium, mais l'activité diurétique de cet ion semble pouvoir être diminuée, non seulement par sa présence en trop faible quantité dans l'eau minérale, mais par diverses conditions physico-chimiques encore indéterminées.

La diurèse par l'ion calcique de l'eau de Royat-César paraît élective pour les chlorures, de même que celle déterminée par le chlorure de calcium dans le traitement médicamenteux des néphrites.

Issoudun. — H. Gaignault, imp., 15, rue Victor-Hugo.

www.ingramcontent.com/pod-product-compliance
Ingram Content Group UK Ltd.
Pitfield, Milton Keynes, MK11 3LW, UK
UKHW020216180726
13838UKWH00005B/2028

9 782329 385334